52 RECETAS DE AGUAS DETOX

Que te harán perder peso y ganar salud.

Por: K.C Soler

52 RECETAS DE AGUAS DETOX

Que te harán perder peso y ganar salud

Producción: Didi Ediciones.

Diseño y Producción: Didi Ediciones.

Instagram: @alimentacionparasanar

Email: alimentacionparasanar@gmail.com

Contacto: http://bit.ly/ContactoAPS

Copyright 2020, K.C. Soler

Segunda Edición: Abril, 2020 (Edición en Español).

Canadá o cualquier otra jurisdicción es responsabilidad exclusiva del comprador o lector.

REGALO PARA LOS LECTORES

Si te gusta tanto como yo comer ensaladas pero que sean saludables y estás aburrida/o de preparar los mismos aderezos, accede a este **ebook Gratis**, donde te regalo 7 **Vinagretas y Aderezos Saludables**, sin gluten, sin lactosa, sin azúcar, fáciles de preparar y económicos, sin culpas y sin exceso de calorías.

Espero que te gusten y los disfrutes tanto como yo.

Link: http://bit.ly/7-vinagretas

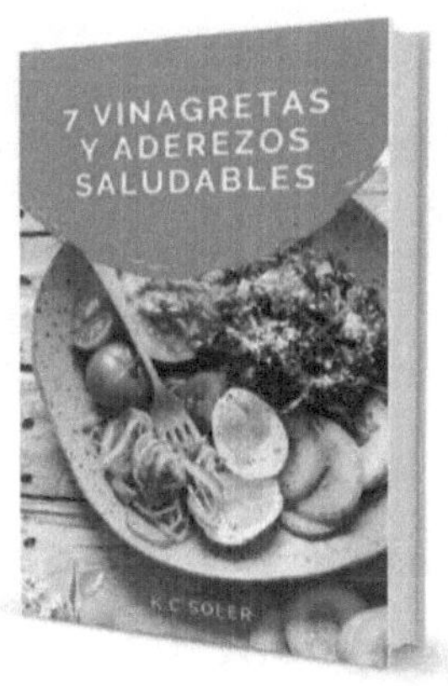

A QUIÉN VA DIRIGIDO ESTE LIBRO

Si te aburre tanto como a mi tener que tomar agua todos los días y no te sientes motivado a hacerlo, o se te olvida, aquí te presento una alternativa saludable, divertida y diferente, Las **Aguas Detox**, en ellas hallarás una forma divertida, diferente y sobre todo saludable de tomar agua y así mantenerte hidratada/o todo el día y sobre todo mantenerte saludable.

Estas aguas las puedes consumir todos los días, llevarlas a tu trabajo, llevarlas al gimnasio bien frías o tenerlas en tu nevera para consumirla a lo largo del día, incluso compartirlas con tus niños. Estas recetas son libres de gluten, azúcar añadida y lactosa.

 Así que **si te gusta llevar una vida saludable, estás a dieta, eres deportista, exigente con lo que consumes o padeces de alguna dolencia o intolerancia y además te importa tu salud, o simplemente te aburre tomar agua este libro es para tí.** En este libro te comparto **más de 50 recetas con muchas combinaciones deliciosas y todo lo que nadie te dijo acerca de las Aguas Detox** que te harán disfrutar aún más de este viaje retador y a la vez maravilloso de llevar una vida saludable.

! Que disfrutes este libro!

TABLA DE CONTENIDOS

Introducción

Hola, te saluda K.C Soler y te agradezco por descargar mi libro **"52 Recetas de Aguas Detox, que te harán Perder Peso y Ganar Salud"**.

Quiero felicitarte por la acertada decisión de adquirirlo, pues en él te voy a mostrar todo lo relacionado a estas aguas deliciosas y saludables que están muy de moda.

Cuando comencé mi alimentación saludable pensé que debía tener una vida saludable completa, debía hacer ejercicios, meditación y por su puesto comer saludablemente.

En esa meta de alimentarme saludablemente debía tener comidas saludables y bebidas también. Entre las bebidas saludables comencé a alimentarme con Batidos o Smoothies y me dediqué a hacer mis propias recetas que luego se convirtió en un libro que puedes buscar en Amazon como **Batidos Saludables, (**Batidos ideales para desintoxicar, perder peso y ganar salud), pero a veces me tocaba salir a la calle y como me gusta mantenerme hidratada, el consumo de agua sola me resultaba aburrido y monótono, y las aguas saborizadas comerciales tienen muchos ingredientes artificiales, así que descubrí las Agua Detox, de inmediato comencé a investigar y fuí creando mis propias recetas de Aguas saborizadas infusionadas.

Las Aguas Detox no son más que agua infusionada con frutas, vegetales y/o especias de tu gusto y que son muy deliciosas, además, que están llenas de nutrientes productos de esas frutas, vegetales y especias con las que se elaboran.

Producto de esta investigación y necesidad creé un conjunto de recetas que son mis recetas favoritas y hoy te las comparto en este libro, además que te explicaré cómo funcionan en tu cuerpo, cuando beberlas, que tipo de recipiente es recomendable usar para llevarlas, sus beneficios y como hacer excelentes y ricas combinaciones que te harán tomar agua y así ayudarte a complementar tu alimentación saludable y hasta perder peso, sin ser aburrido.

Cuando termines de leer este libro estarás capacitado para poder preparar todas las recetas que aquí te muestro y además podrás crear las tus propias combinaciones de recetas ya que te darás cuenta que son muy fáciles de preparar.

Lo más interesante de esto es que se las puedes preparar a tus niños también y así disfrutarlas en familia. También las puedes ofrecer en alguna fiesta o reunión familiar o de amigos y así distinguirte y sorprenderlos.

Imagina ir al Gimnasio, a tu oficina, en tu carro y que puedas consumir estas bebidas con ligero sabor a frutas, vegetales o especias y sobre todo naturales, saludables y seguras, porque como tú misma/o la has preparado, porque te sientes segura/o que en su contenido no hay nada artificial ni dañino. Eso realmente no tiene precio. Además son fáciles de preparar y económicas.

Así que te pregunto: ¿Estás listo/a?

Comenzamos...

K. C. Soler.

¿Qué son las Aguas Detox o Bebidas de Detox?

Como su nombre lo indica, es un agua que bebes para ayudar a desintoxicar tu cuerpo. Esto puede ser ideal para una gran cantidad de cosas, incluso eliminar la grasa y hasta para ayudar a sanar y superar el resfriado común. Las Aguas Detox son aguas infusionadas con frutas, hierbas y/o verduras. Se utilizan en los planes de desintoxicación del cuerpo.

No hay una forma perfecta de hacer un Agua Detox. De hecho, puedes encontrar cantidades de recetas increíbles por ahí.

Cualquiera que sea la razón por la que deseas comenzar a implementar las Aguas Detox, comenzarás a sentirte mejor casi de inmediato, ya que elimina las impurezas y toxinas de tu cuerpo y ayuda a disolver las grasas dañinas.

¿Cómo funcionan las Aguas Detox?

Todo depende de lo que pongas en ella. Una receta muy común es limón, cúrcuma, pepino con un toque de menta. ¿Suena delicioso verdad? ¡Lo es! Pero también es genial para tu cuerpo. El limón ayuda a estimular tu sistema inmunológico y libera a tu cuerpo de toxinas dañinas. El pepino es un gran antiinflamatorio y también es increíble para mantenerse hidratado. La menta...? Bueno, en gran parte está ahí para ayudar a endulzar el agua de desintoxicación, pero también ayuda a tu cuerpo con la digestión.

Basta con decir que rara vez hay un ingrediente en el agua de desintoxicación que no tenga un propósito específico.

Estas aguas ayudan a desintoxicar el organismo y limpiarlo, eliminar toxinas, incluso ayuda a bajar de peso. Estas aguas son naturales porque no contienen químicos, colorantes ni azúcar. Es agua natural, con sabor a frutas, verduras y hierbas.

¿Cuándo debo beber las Aguas Detox?

Por lo general, puedes disfrutar de ella durante todo el día. Sin embargo, si tienes un objetivo específico en mente, su uso puede variar.

Por ejemplo, si estás usando las Aguas Detox para ayudar a perder peso, beber una receta que contenga ingredientes con alto contenido de fibra antes de una comida grande, te ayudará a sentirse más lleno y te hará sentir satisfecho por más tiempo.

Si sólo estás usando las Aguas Detox para ayudar a mantener tu cuerpo libre de toxinas, entonces es maravilloso tomarlas a lo largo del día.

¿Cuánto tiempo puedo mantener la fruta y vegetales en el agua?

Aunque esto puede variar según la fruta/vegetal y otros factores, hay algunas pautas generales sobre cuánto tiempo se pueden conservar las frutas y vegetales en su Agua Detox.

Está bien infundir (hacer infusión) tu agua con frutas durante la noche o hasta 12 horas, con lo que te sientas más cómodo.

Sin embargo, si eliges infusionar tu agua con hierbas, frutas y especias durante más de 4 horas, asegúrate de eliminar las hierbas y las frutas del agua y echarlas luego.

El agua infundida durará hasta 3 días en la nevera.

¿Cuál es la mejor botella de Agua Detox y cómo comprar una?

Depende de las preferencias personales, presupuesto y capacidad económica de cada quien. La mayoría de las personas que disfrutan de las Aguas Detox prefieren usar recipientes de vidrio, ya que los plásticos pueden producir sanguijuelas en el agua después de un período de tiempo, especialmente cuando se usan jugos ácidos (como el limón).

Sin embargo, si desea un recipiente de plástico, busque recipientes gruesos libres de BPA.

Vidrio o plástico, busque un contenedor que se adapte a su estilo.

Considere su propio presupuesto y preferencias al elegir una botella de agua para su Agua Detox.

Combinaciones más usuales de las Aguas Detox:

- Manzana y canela

- Limón y jengibre

- Limón y pimienta de cayena (pimienta roja)

- Melón y menta

- Pomelo y romero

- Zarzamora (mora) y naranja

- Pepino y menta

- Naranja y limón

- Frutilla y albahaca

Beneficios de ingerir Aguas Detox

1. Pérdida de peso.

2. Desintoxicación o eliminación de toxinas.

3. Restauración del pH del cuerpo a sus niveles adecuados.

4. Mejora en la salud del sistema digestivo.

5. Aumento en las defensas del cuerpo.

6. Mejor humor.

7. Aumento en el nivel de energía.

8. Piel mucho más saludable e hidratada.

Hay que tomar en cuenta que sólo ingerir agua Detox sin una alimentación saludable adecuada no te dará beneficios notables, estos beneficios los obtendrás con una combinación de buena y sana alimentación, beber jugos verdes y hacer ejercicios.

Cómo hacer un Agua Detox?

Hacer agua desintoxicante en casa es muy simple. Todo lo que necesitas es agua y una selección de frutas, verduras y hierbas y si te gustan las especias también.

Simplemente corta tus ingredientes y agrégalos al agua fría o caliente, según tus preferencias. Mientras más ingredientes uses, más fuerte se volverá el sabor.

Si está haciendo una bebida fría, puedes dejar el agua de desintoxicación en el refrigerador durante 1-12 horas para permitir que los sabores se infundan más profundamente. Asegúrese de quitar los ingredientes después de este tiempo, para que no comiencen a descomponerse.

Si tienes prisa puedes aplastar o magullar tus frutas y hierbas antes de usarlas, ésto puede ayudar a liberar los sabores más rápidamente.

RECETAS

Agua Detox Desinflamatoria Especial

Esta agua es especial para desinflamar, sobre todo es especial para tomar luego de regresar de vacaciones, si quieres limpiar tu cuerpo de las toxinas ingeridas por comer en exceso durante ese tiempo. Los pepinos son diuréticos naturales y ayudarán a tu cuerpo a liberar agua. Los limones y las limas sueltan nutrientes en el tracto digestivo y ayudan en la digestión. Los pomelos son ricos en enzimas que queman grasa. Si estás buscando usar esto como parte de una desintoxicación para acelerar tu metabolismo y limpiar tu cuerpo, ¡bebe por lo menos medio galón durante 3-5 días!

Ingredientes

½ galón de agua de manantial

½ pomelo, en rodajas

½ pepino, en rodajas

2-3 hojas de menta

½ limón, en rodajas

½ lima, rebanada

Instrucciones

Combina todos los ingredientes en una jarra.

Deje que los ingredientes se enfríen en el refrigerador durante 1-2 horas antes de servirlos. Beba durante todo el día y deseche después de 24 horas.

Agua Detox De Fresas Y Kiwi

Ingredientes

½ galón de agua fría

2 kiwis, en rodajas

6 fresas en rodajas

Instrucciones

Mezcla todos los ingredientes y manténgalos fríos.

Deje que los ingredientes se enfríen en el refrigerador durante 1-2 horas antes de servirlos. Descartar después de 24-48 horas o cuando la fruta comience a tener un sabor amargo.

* La receta está destinada a ser bebida sin comer la fruta misma.

Agua Detox Con Sandía

Ingredientes

½ galón de agua fría

5-7 hojas de menta

3 tazas de sandía, picada

Instrucciones

Mezcle todos los ingredientes y manténgalos fríos.

Deje que los ingredientes se enfríen en el refrigerador durante 1-2 horas antes de servirlos. Descartar después de 24-48 horas o cuando la fruta comience a tener un sabor amargo.

* La receta está destinada a ser bebida sin comer la fruta misma.

Agua Detox De Té Verde

Ingredientes

8-10 oz de agua para infusionar

1 bolsita de té verde

1 rodaja de limón

1 cucharadita de miel o stevia

2 fresas en rodajas

2 rebanadas de pepino

Instrucciones

Infusione de 8-10 onzas de agua líquida para hacer té verde.

Enfríe el té verde en el refrigerador por 5 minutos. Agregue el pepino, el limón, las fresas y la miel o stevia.

Revuelva para mezclar los ingredientes y agregue hielo si lo desea.

Beba diariamente como una desintoxicación natural para liberar a su cuerpo de toxinas y para una digestión saludable.

Agua Detox De Té Blanco Para Perder Grasa

Ingredientes

1 bolsa de té blanco

4 onzas de agua hirviendo

2 onzas de jugo de arándano 100% natural y orgánico

½ cucharadita de miel

Instrucciones

Agregue la bolsita de té y el agua hirviendo a la taza de té y deje reposar de 3 a 5 minutos.

Deseche la bolsita de té y agregue el jugo de arándano y la miel. Revuelva y beba tibio.

Agua Detox Energizante

Ingredientes

Limón

Lima

Pomelo

Pepino (Ayuda a dar a la bebida un sabor extremadamente refrescante (es bastante adictivo))

Menta fresca (Ayuda a tu aliento y te ayuda a que tu digestión funcione mejor)

Hielo

Agua

Instrucciones

Para una jarra individual utilicé 2 rodajas de limón, 1 rodaja de pomelo, 2 rodajas pequeñas de lima, 3 rodajas de pepino y 6 hojas de menta

Revuelva y deje reposar durante 5 minutos (mantenga los ingredientes en la bebida mientras la disfruta).

Agua Detox De Aloe Vera Para Limpieza Del Cuerpo

El aloe vera es una planta cuyas propiedades positivas en el cuerpo humano se conocen desde hace mucho tiempo. Además de sanar la piel, es el perfecto contra las quemaduras solares. Actúa como un limpiador del cuerpo. ¿Desea proporcionar desintoxicación corporal de calidad? Haz una poción de Aloe Vera y enjuaga tu cuerpo desde adentro.

Ingredientes:

Agua

Limón

Aloe vera

Instrucciones

Primero limpia bien una hoja de aloe vera y luego corta la hoja con un cuchillo y drena el gel tanto como puedas.

Pon el gel en tu botella o recipiente de vidrio.

Exprime un limón y agréguelo a la botella con el agua,

Mezcle bien los ingredientes para que se vuelvan uno.

Tip adicional:

La proporción de aloe vera, limón y agua puede ser opcional, se recomienda una cucharada de gel de aloe y una cucharada de jugo de limón en un vaso de agua.

Agua Detox De Arándanos Y Frambuesas Frescas

Ingredientes:

1/2 taza de arándanos, frescos o congelados

1/2 taza de frambuesas, frescas o congeladas

1 limón, en rodajas

3 tazas de agua, purificada

Instrucciones:

Agregue todos los ingredientes a un vaso grande, cubra con la tapa y deje enfriar durante la noche en el refrigerador, sirve y disfruta.

Agua Detox De Manzana Canela

Ingredientes:

1 manzana en rodajas finas, me gusta Fuji pero elige tu favorita. Saca las semillas.

1 canela en rama. No recomiendo usar canela en polvo, no se disuelve bien en el agua.

Las manzanas Fuji y Honey Crisp funcionan mejor ya que son las más dulces. Tenga en cuenta que esta bebida tiene un toque de sabor, si lo desea más fuerte, agregue más manzanas o córtelas en rodajas más finas.

Instrucciones:

Coloque rebanadas de manzana en la parte inferior de la jarra (guarde algunas para agregar al vaso más tarde) y luego la ramita de canela.

Cubra con hielo hasta la mitad y luego con agua. Coloque en el refrigerador por 1 hora antes de servir.

Puede volver a llenar el recipiente 2-3 veces antes de que comience a perder sabor.

Agua Detox Mañanera De Limón Y Jengibre

Ingredientes:

2- 1/2 tazas de agua hirviendo

1 limón orgánico cortado en rodajas

1 pulgada de jengibre fresco, pelado y rebanado

1/8 cucharadita de cúrcuma molida

2 cucharaditas de miel o endulzante que prefieras (opcional)

Instrucciones:

Llevar el agua a ebullición.

Apague el fuego y agregue el limón, el jengibre y la cúrcuma. Agregue el endulzante, es opcional.

Deje reposar durante 30 minutos.

Colar y beber a temperatura ambiente o recalentar (pero no llevar a ebullición).

Agua Detox De Chía

Ingredientes

1 vaso de agua de 12 oz

1 cucharada de semillas de chía

Jugo de 1 lima

1/4 cucharadita de néctar de agave o endulzante natural

Instrucciones

Llene un frasco de vidrio con una tapa con agua potable

Agregue las semillas de chía al agua. Coloque la tapa y agite bien. Dejar reposar por 10 minutos

Agregue el jugo de 1 lima y 1/4 de cucharadita de néctar de agave. Agitar de nuevo y beber

Agua Detox Con Manzana Verde, Pepino Y Menta

Ingredientes

2 litros y cuartos de agua filtrada

½ manzana verde (como Granny Smith)

1 Pieza de pepino de 3 pulgadas (8 cm)

pequeñas hojas de menta

jugo de 1 limón o jugo de lima (opcional)

Llena una jarra grande con el agua.

Instrucciones

Corta finamente la manzana y el pepino. Cuanto más finamente los corte, más superficie habrá para liberar el sabor en el agua. Agregue las rebanadas al agua.

Retire las hojas de menta de sus tallos y aplaste o tuerza ligeramente para ayudarlos a liberar su sabor. Agrégalos al agua. Agregue el jugo de limón si lo desea (opcional).

Deja enfriar en la nevera durante la noche. Sirva con muchos cubitos de hielo. Cuela la fruta para servir, o deja algunas piezas adentro.

Rinde 2 litros

Agua Detox De Agua De Coco Con Menta Y Naranja

Ingredientes

1 taza de jugo de naranja recién exprimido

1 taza de agua con gas (para burbujas)

1 taza de agua de coco

hojas de menta fresca

un puñado de cubitos de hielo

Instrucciones

Mezcle todos los ingredientes en una jarra. Sirve la bebida en 2 vasos y ¡disfruta!

Agua Detox De Mango, Lima Y Cilantro

¡Realmente me encantan estas combinaciones de sabores! Las notas cítricas combinadas con la dulzura del mango y la frescura del cilantro hacen un trío tan delicioso.

Ingredientes

1 mango pequeño maduro en rodajas.

1 lima en rebanadas.

1 pequeño manojo de cilantro.

1 jarra de 24-32 onzas de agua.

Agua purificada.

Instrucciones

Simplemente coloque el mango en la jarra y llénelo con agua purificada.

Coloque en el refrigerador y permita que el mango se infunda durante al menos 2 horas junto con las rodajas de lima y cilantro.

Sirve y disfruta.

Agua Detox De Arándanos Y Naranja

Ingredientes

1 jarra de agua

2 naranjas

1 puñado de arándanos

Instrucciones

Cortar naranjas en trozos. Coloque en una jarra de agua junto con los arándanos.

Deje reposar durante 24 horas en el refrigerador. Si necesita acelerar el proceso, aplaste las naranjas y los arándanos un poco y deje reposar en la nevera durante al menos 2 horas.

Vierta sobre el hielo. Disfrute.

Agua Detox Quema Grasa

Esta gran Agua Detox no solo elimina tu cuerpo de toxinas, sino que también ayuda a eliminar las grasas de tu cuerpo. Los pepinos son diuréticos pueden ayudarlo a evitar la retención de agua. Los limones y las limas ayudan a eliminar las toxinas de su tracto digestivo y las toronjas o pomelos lo ayudan a quemar grasa.

Ingredientes

½ galón de agua purificada

½ limón, en rodajas

½ lima, rebanada

½ pomelo o toronja, en rodajas

1 taza de pepino, en rodajas

Hojas de menta

Instrucciones

Simplemente agregue ½ galón de agua de manantial, ½ de una toronja o pomelo mediana (rebanada), ½ pepino (en rodajas), ½ de limón en rodajas y lima y un par de hojas de menta.

Deje que los ingredientes queden en el refrigerador por un par de horas antes de servirlos y beba al menos ½ galón por día para obtener resultados óptimos.

Agua Detox Con Sabor A Fruta

Esta deliciosa Agua Detox tiene fresas y kiwis y es la bebida perfecta para el verano.

El kiwi tiene vitaminas A y E que te ayudarán a librar a tu cuerpo de radicales libres y ayudan a eliminar las toxinas de tu colon. Las fresas son excelentes para su piel porque contienen propiedades antienvejecimiento y ayudan a combatir los carcinógenos.

Ingredientes

2 litros de agua

2 fresas

2 kiwis.

Instrucciones

Solo corta tus kiwis y fresas, agrégalos al agua y coloca esta mezcla en el refrigerador por un par de horas para dejar que se filtre. Puedes agregar más o menos fruta según sus preferencias de sabor o agregar diferentes frutas o una ramita de menta para un sabor completamente nuevo.

Agua Detox Manzana Canela

Esta deliciosa agua no solo no tiene calorías, sino que también es ideal para adelgazar y eliminar toxinas dañinas para el cuerpo. También ayuda a aumentar su metabolismo.

Ingredientes

1 galón de agua

1 manzana

2 palitos de canela (no usar polvo de canela)

Instrucciones

Necesitas una manzana finamente cortada (cualquiera que sea tu tipo favorito) y una rama de canela. Solo agrégalos a tu agua y cubre aproximadamente la mitad de la jarra con hielo antes de llenar con agua. Lo mejor es dejarlos reposar en la nevera durante una hora o más antes de servir. Puede agregar rodajas de manzana adicional o canela si prefiere un sabor más fuerte. Disfrute.

Agua Detox Frambuesa, Pomelo y Peras

Ingredientes

1 jarra de un galón de agua de manantial

Frambuesas

1 pomelo rebanado,

1 pepino

1 pera

1 ramita de menta fresca.

1 limón o lima,

Arándanos

Instrucciones

Simplemente agregue todos los ingredientes en la jarra y deje reposar durante un par de horas para que los sabores se combinen. Sirva y disfrute.

Agua Detox de Fresas con Sandía Y Romero

Esta agua de desintoxicación no sólo te mantiene hidratado sino que te ayuda a disfrutar de una piel hermosa. Está repleto de vitaminas e ingredientes antiinflamatorios y se ve hermoso en el cristal, también.

Ingredientes

Necesitarás alrededor de una taza de fresas, 2 tazas de sandía en cubos, un par de ramitas de romero fresco, agua filtrada y un poco de sal.

Instrucciones

Simplemente mezcle las fresas y el romero en un tazón y añádalos con la sandía en cubos a su jarra. Vierta agua filtrada sobre ella, agite suavemente y luego refrigere durante un par de horas.

Agua Detox Quema Grasa

Esta receta te da un agua desintoxicante que elimina las toxinas desagradables y realmente te ayuda a bajar algunas libras también. Tiene vinagre de sidra de manzana que tiene tantos beneficios que es imposible enumerarlos a todos. También tiene manzanas que son excelentes por la fibra, los limones que tienen propiedades de limpieza y la canela que ayuda a frenar el apetito.

Ingredientes

12 onzas de agua filtrada

2 cucharadas de vinagre de sidra de manzana

1 cucharada de jugo de limón fresco

1 cucharadita de canela en polvo

½ manzana mediana, en rodajas.

También puede agregar un poco de endulzante o miel si lo desea.

Instrucciones

Simplemente coloque todo excepto las manzanas en su licuadora y mezcle durante unos diez segundos. Entonces solo agrega luego tus manzanas y disfruta.

Agua Detox de Pepino y Limón

El limón en esta receta de agua es ideal para estimular tu sistema inmunológico y eliminar las toxinas dañinas. El pepino es un antiinflamatorio y te ayuda a mantenerte hidratado. La menta endulza su bebida sin agregar azúcar y ayuda a la digestión.

Ingredientes

8 tazas de agua

1 pepino mediano (en rodajas)

1 limón entero (en rodajas)

10 hojas de menta (o las que prefiera).

Instrucciones

Mezcle en una jarra grande y permita que se concentren los sabores en la nevera durante la noche. Esta es una bebida realmente sabrosa y ofrece muchos beneficios desintoxicantes maravillosos.

Agua Detox de Aloe Vera y Limón

Seguramente has escuchado (o experimentado por ti mismo) los maravillosos beneficios del aloe. ¿Sabías que puedes agregarlo a tu agua? El aloe, te ayuda con la circulación y la digestión e incrementa tu energía y elimina la fatiga. Hacer agua de desintoxicación con aloe es fácil.

Ingredientes

1 taza de agua,

2 cucharadas de jugo de limón

2 cucharadas de gel de aloe, (necesitas dividir la hoja de aloe en el centro y quitar el gel).

Instrucciones

Mezcle el gel con un poco de agua y limón en la licuadora y procese durante aproximadamente un minuto. Sirva y disfrute.

Agua Detox de Limón y Jengibre

El jengibre es un analgésico natural y agregarlo a su agua puede proporcionarle maravillosas propiedades de desintoxicación.

Ingredientes

12 onzas de agua a temperatura ambiente

El jugo de 1 limón

1/2 pulgada de raíz de jengibre fresco.

Instrucciones

Simplemente agregue el jugo de limón al agua y luego rallar el jengibre con un rallador de queso. Esta es una gran bebida a primera hora de la mañana. No solo ayudará a aliviar el dolor todo el día, sino que también eliminará las toxinas de su cuerpo durante todo el día y el jugo de limón ayuda a liberar esas toxinas desagradables para que se eliminen mejor.

Agua Detox Simple para La Mañana

Ingredientes

½ limón

1 vaso de agua

Instrucciones

La forma más fácil de obtener agua desintoxicante todos los días es simplemente exprimir el jugo de medio limón en un vaso de agua cada mañana. Beber al menos ocho onzas de agua de limón cada mañana eliminará esas toxinas y evitará que se acumulen. Si lo tomas todos los días, ciertamente te sentirás mejor porque estarás constantemente liberando toxinas que pueden hacerte sentir lento y enfermo. No hay ninguna receta aparte de exprimir ese jugo de limón fresco en un vaso de agua o agua filtrada y puedes agregar hielo si lo deseas o beberlo tibio también funciona.

Agua Detox Para Controlar Las Ansiedad Por Comer

La ansiedad por la comida es otro obstáculo a la hora de querer lucir un vientre plano y bajar de peso.

Esta bebida no solo contribuye a la eliminación de sustancias tóxicas del cuerpo, sino que aporta sensación de saciedad e importantes nutrientes que ayudan a controlar las ansias. Una vez más, basta con introducir todos los ingredientes en una jarra, dejarlos que se concentren y tomar varias veces al día.

Ingredientes

24 onzas de agua helada (720 ml).
Hojas de menta fresca.
1 fresa en rodajas.
½ limón en rodajas.
1 palito de canela.
¼ de manzana en rodajas.

Instrucciones

Simplemente agregue todos los ingredientes en la jarra y deje reposar durante un par de horas para que los sabores se combinen. Sirva y disfrute.

Agua Detox Para Limpiar el Cuerpo

El consumo de esta Agua Detox ayuda a eliminar el exceso de toxinas acumuladas en el cuerpo, además de combatir la retención de líquidos. El resultado es un cuerpo más saludable y un abdomen más plano.

Ingredientes

24 onzas de agua helada (720 ml).

Rodajas de sandía.

1 pepino, cortado en rodajas.

1 lima o limón, también en rodajas.

Hojas frescas de menta.

Instrucciones

Simplemente agregue todos los ingredientes en la jarra y deje reposar durante un par de horas para que los sabores se combinen. Sirva y disfrute.

NOTA:

Esta bebida se compone de ingredientes ricos en agua con un alto poder depurativo.

La sandía contiene antioxidantes que ayudan a combatir los radicales libres para prevenir el envejecimiento y enfermedades crónicas. Además, por su alto contenido de agua, facilita la eliminación de exceso de líquidos y toxinas.

El pepino tiene propiedades similares a las de la sandía, ya que es rico en agua y antioxidantes. Su consumo previene enfermedades, ayuda a desinflamar el vientre y controla la ansiedad por la comida.

Tanto la lima como el limón regulan el tracto digestivo, estimulan la producción de la bilis y la adelgazan para que fluya con más facilidad. La bilis es producida por el hígado y cumple la función de descomponer las grasas.

Agua Detox Para Un Vientre Plano

Para preparar esta Agua Detox sólo tienes que combinar partes de frutas y verduras en una jarra de agua. Lo ideal es dejar reposar la bebida unas dos horas antes de consumirla para que se concentren todas sus propiedades.

Ingredientes

24 onzas de agua helada (720 ml).

Rodajas de un pepino fresco.

Hojas de menta fresca.

½ limón en rodajas.

¼ de naranjas en rodajas.

Instrucciones

Simplemente agregue todos los ingredientes en la jarra y deje reposar durante un par de horas para que los sabores se combinen. Sirva y disfrute.

NOTA:

Las propiedades de la menta facilitan la digestión y contribuye a aliviar los calambres estomacales.

Por su parte, el pepino contiene antioxidantes, propiedades antiinflamatorias y depurativas que ayudan a combatir la retención de líquidos y la inflamación estomacal.

La naranja refuerza el sistema inmunológico y ayuda a disminuir el colesterol alto.

El limón es digestivo, desintoxicante y depurativo.

Agua Detox Para Desinflamar

A continuación te compartimos una refrescante y excelente opción para hidratarte. Además, esta bebida ayuda a desinflamar, alcalinizar el organismo y mejora la digestión

Ingredientes

Jugo de 2 limones

½ pepino en rodaja

10 hojas de menta

2 rodajas de jengibre

½ litro de agua

Hielo al gusto

Instrucciones

Coloca el agua en una jarra, añádele todos los ingredientes y deja reposar en el refrigerador durante unos 30 minutos. ¡Y listo! Refréscate al tiempo que consigues beneficios extras para tu salud y bienestar.

Agua Detox de Arándanos y Mandarinas

Esta receta no es exactamente una bebida "desintoxicante", pero seamos honestos, ¡el agua es la clave! Si puede ingresar a tu cuerpo agua todos los días, naturalmente aumentará su metabolismo y purgará tu sistema. Esta receta de agua de frutas se hizo para simplemente hacer que el agua tenga un sabor más delicioso. Pero eso no significa que los otros ingredientes tampoco hagan su parte.

Las mandarinas están llenas de vitamina C, que se sabe que aumenta el metabolismo y ayuda a tonificar la piel.

Los arándanos están repletos de antioxidantes y fibra, lo que los convierte en un súper alimento que los hace más sanos, más hermosos y, lo mejor de todo, controlan naturalmente el apetito.

Ingredientes

2 mandarinas, cortadas en rodajas
1 Puñado de arándanos
1 litro de agua filtrada

Instrucciones

Combina todos los ingredientes en una jarra.

Deje que los ingredientes se enfríen en el refrigerador durante 1-2 horas antes de servirlos. Si desea un sabor más intenso presione los ingredientes un poco para que salga su sabor. Beba durante todo el día y deseche después de 24 horas.

Agua Detox de Sandía y Fresas con Menta

Ingredientes

4 tazas de cubos de sandía, ligeramente triturados

1/2 pinta de fresas, cortadas por la mitad

6 ramitas de menta (ligeramente trituradas)

1 litro de agua filtrada

Instrucciones

Combina todos los ingredientes en una jarra.

Deje que los ingredientes se enfríen en el refrigerador durante 1-2 horas antes de servirlos. Beba durante todo el día y deseche después de 24 horas.

Agua Detox Quema Grasa de Jengibre y Mango

Ingredientes

1 pulgada de raíz de jengibre, pelada y en rodajas

1 taza de mango congelado fresco

1 litro de agua filtrada

Instrucciones

Combina todos los ingredientes en una jarra.

Deje que los ingredientes se enfríen en el refrigerador durante 1-2 horas antes de servirlos. Beba durante todo el día y deseche después de 24 horas.

Agua Detox de Naranja con Frambuesas

Ingredientes

1 naranja en rodajas finas

1 puñado de frambuesas (ligeramente trituradas)

1 litro de agua filtrada

Instrucciones

Combina todos los ingredientes en una jarra.

Deje que los ingredientes se enfríen en el refrigerador durante 1-2 horas antes de servirlos. Beba durante todo el día y deseche después de 24 horas.

Agua Detox Clásica de Pepino

Ingredientes

1 pepino mediano, limpio, pelado (o sin pelar según su preferencia) y cortado en rodajas de 1/2 pulgada.

1 litro de agua filtrada

Instrucciones

Combina todos los ingredientes en una jarra.

Deje que los ingredientes se enfríen en el refrigerador durante 1-2 horas antes de servirlos. Beba durante todo el día y deseche después de 24 horas.

Agua Detox de Arándanos, Frambuesas

Ingredientes

1/2 taza de arándanos frescos o congelados

1/2 taza de frambuesas, frescas o congeladas

1 limón, en rodajas

1 litro de agua filtrada

Instrucciones

Combina todos los ingredientes en una jarra.

Deje que los ingredientes se enfríen en el refrigerador durante 1-2 horas antes de servirlos. Beba durante todo el día y deseche después de 24 horas.

Agua Detox de Limón, Pomelo y Pepino

Esta es una receta muy popular que hace una muy buena Agua Detox. La acidez de los limones se equilibra con el sabor único y suave de los pepinos, y la dulzura de los pomelos ayuda a agregar un buen elemento de sabor.

La doble porción de cítricos en esta receta agridulce ayuda a proporcionar una dosis saludable de vitamina C, que está llena de antioxidantes y tiene muchos beneficios asombrosos para la salud, incluyendo protección contra deficiencias del sistema inmunológico, enfermedades cardiovasculares, problemas de salud prenatales, enfermedades oculares e incluso la piel arrugas

Ingredientes

½ galón de agua purificada

½ limón, en rodajas

½ lima, rebanada

½ pomelo, en rodajas

1 taza de pepino, en rodajas

Instrucciones

Combina todos los ingredientes en una jarra.

Deje que los ingredientes se enfríen en el refrigerador durante 1-2 horas antes de servirlos. Beba durante todo el día y deseche después de 24 horas.

Agua Detox de Arándanos, Frambuesas y Naranja

¡Esta receta de Agua Detox combina dos de mis ingredientes de agua infundida favorita, frambuesas y naranjas! Las naranjas no sólo son deliciosas, sino que proporcionan un tremendo impulso de vitamina C, que es un antioxidante importante que ayuda a combatir la inflamación, el envejecimiento prematuro e incluso ayuda a combatir el resfriado común.

Esta receta es un excelente regalo para el verano, así que intente hacer un lote de esta agua de fruta en un día caluroso y comprenderá qué hace que esta bebida sea tan buena.

Ingredientes

1 naranja en rodajas finas

1 taza de frambuesas (ligeramente trituradas)

½ litro de agua filtrada

Instrucciones

Combina todos los ingredientes en una jarra.

Deje que los ingredientes se enfríen en el refrigerador durante 1-2 horas antes de servirlos. Beba durante todo el día y deseche después de 24 horas.

Agua Detox de Fresa, Menta y Limón

Las fresas son un ingrediente de Agua Detox muy popular, ¡y ésta receta la combina con los mejores ingredientes! La deliciosa dulzura de las fresas se equilibra con la acidez de los limones, y el refrescante sabor a menta lo completa a la perfección.

Si colocas las fresas en el fondo del vaso debajo del hielo y lo cubres con rodajas de limón amarillo brillante, obtienes un bonito efecto de color de triple capa con pequeñas hojas verdes de menta mezcladas. Al final parece una bebida realmente divertida, delicioso y hermosa también!

Ingredientes

1 limón, en rodajas finas

15 fresas en cuartos

5 hojas de menta

1 litro de agua filtrada

Instrucciones

Combina todos los ingredientes en una jarra.

Deje que los ingredientes se enfríen en el refrigerador durante 1-2 horas antes de servirlos. Beba durante todo el día y deseche después de 24 horas.

Agua Detox de Lima, Limón, Pomelo y Pepino

Esta es una receta de agua de desintoxicación muy sabrosa que combina una serie de ingredientes que no sólo saben muy bien, sino que también tienen propiedades conocidas para aumentar el metabolismo. Contiene algunos de mis ingredientes favoritos: limón, lima, pomelo, pepino y menta, todo lleno de vitaminas y antioxidantes saludables, y lleno de maravillosos sabores.

Esta receta también es buena para ponerla en una jarra con infusión de frutas, ya que contiene tantos ingredientes.

Ingredientes

1 limón

1 lima

1 pomelo

1 pepino mediano

1 ramita de menta fresca

1 litro de agua filtrada

Instrucciones

Combina todos los ingredientes en una jarra.

Deje que los ingredientes se enfríen en el refrigerador durante 1-2 horas antes de servirlos. Beba durante todo el día y deseche después de 24 horas.

Agua Detox de Arándanos y Lavanda

Aquí hay un concepto realmente diferente para una receta de Agua Detox: ¡esta incluye flores comestibles! ¿Las flores comestibles son buenas para ti? ¡La respuesta es sí!

Las flores comestibles son plantas naturales como cualquier otra verdura o fruta, y algunas flores contienen nutrientes únicos y saludables que son beneficiosos para tu cuerpo.

Los arándanos son ricos en antioxidantes y saben muy bien también.

Sirva esta Agua Detox única en alguna de sus fiestas y se asegurará de darles a sus amigos algo que todos recordarán. Solo recuerde que no todas las flores son comestibles, entonces verifique que las flores que utilizará fueron cultivadas para que fueran comestibles.

Ingredientes

1 taza de Arándanos
Flores de lavanda comestibles
1 litro de agua filtrada

Instrucciones

Combina todos los ingredientes en una jarra.

Deje que los ingredientes se enfríen en el refrigerador durante 1-2 horas antes de servirlos. Beba durante todo el día y deseche después de 24 horas.

Agua Detox De Vinagre De Sidra De Manzana

Es hora de romper ese hábito de refrescos, y esta bebida fue creada para ayudarte a hacer justamente eso. Así que la próxima vez que anheles algo burbujeante, prueba esto en su lugar, encontramos con mayor frecuencia que son las burbujas que anhelamos, no el sabor de la soda. Además, esta Agua le ayudará a perder peso y a desintoxicar su cuerpo.

El Vinagre de Sidra de manzana está ganando popularidad debido a sus numerosos beneficios para la salud, naturalmente ayuda a desintoxicar su cuerpo. Junto con el limón, un quemador de grasa natural, y usted tiene un refresco que en realidad es bueno para usted!

Ingredientes

6 cucharadas de vinagre de sidra de manzana orgánico
64 onzas de agua mineral con gas (2 cuartos)
jugo de 2 limones
Stevia al gusto

Instrucciones

Combina todos los ingredientes en una jarra.

Deje que los ingredientes se enfríen en el refrigerador durante 1-2 horas antes de servirlos. Beba durante todo el día y deseche después de 24 horas.

Agua Detox de Limón y Lima

¡Nos encanta que esta bebida de agua de frutas se pueda preparar en casa e incluso mientras comes en un restaurante! La próxima vez que coloque su pedido de bebidas pida agua y un plato pequeño de rodajas de limón y lima. Combina eso con una ensalada saludable y completaras una comida saludable.

Los limones y las limas aumentan el metabolismo, aclaran la piel y reafirman la vitamina C. Junto con el agua (también un estimulante del metabolismo y conocido para aclarar la piel) te verás y te sentirás increíble de inmediato, así que tómalo.

Ingredientes

1 limón

3 limas

½ litro de agua filtrada

Instrucciones

Combina todos los ingredientes en una jarra.

Deje que los ingredientes se enfríen en el refrigerador durante 1-2 horas antes de servirlos. Beba durante todo el día y deseche después de 24 horas.

Agua Detox de Piña y Naranja

Esta bebida tropical sabe a vacaciones, pero actúa como una potencia energética que quema grasa. Es la bebida perfecta para aumentar la pérdida de grasa y si la bebes mientras estás en la cinta de correr, te dará mucha energía.

¡Las piñas y las naranjas contienen vitamina C, que aumenta naturalmente el metabolismo, enjuaga la grasa y tonifica tu piel! Nos encanta beber esto durante y después de un entrenamiento, mantiene tu cuerpo quemando grasa mucho después de que terminas tu entrenamiento y también ayuda a tu cuerpo a repararse a sí mismo, reduciendo el dolor muscular.

Pero no dejes que todo el ejercicio te impida beber esta deliciosa agua durante todo el día (incluso en los días que te saltes el gimnasio), incluso te ayudará a aumentar tu metabolismo mientras disfrutas viendo la televisión.

Ingredientes

1 naranja, finamente rebanada

1/2 taza de piña, finamente rebanada

½ litro de agua filtrada

Instrucciones

Combina todos los ingredientes en una jarra.

Deje que los ingredientes se enfríen en el refrigerador durante 1-2 horas antes de servirlos. Beba durante todo el día y deseche después de 24 horas.

Agua Detox de Lima, Pepino y Menta

Esta es la receta perfecta para refrescarse en un día caluroso. El sabor ligeramente amargo de los pepinos está perfectamente equilibrado con la dulzura tan picante de las limas, y la menta proporciona un aroma casi de caramelo que le da a esta receta un sabor maravilloso.

Es perfecto para una barbacoa de verano o una despedida de soltera. Trate de servirlo en una copa de vino con unas rodajas de pepino congeladas, y sus invitados pensarán que usted es una dama elegante.

También se ve hermoso con rodajas de lima alineadas en el interior de una jarra o tarro de cristal, con el hielo al fondo.

Ingredientes

1 lima, finamente rebanada

Pepino de 5 pulgadas, cortado en rodajas

5 hojas de menta

½ litro de agua filtrada

Instrucciones

Combina todos los ingredientes en una jarra.

Deje que los ingredientes se enfríen en el refrigerador durante 1-2 horas antes de servirlos. Beba durante todo el día y deseche después de 24 horas.

Agua Detox de Vinagre de Sidra de Manzana, Limón y Menta

El Vinagre de sidra de manzana actualmente tiene sus 15 minutos de fama, está ganando popularidad debido a sus numerosos beneficios de salud y desintoxicación. Elimina las toxinas de la sangre, el hígado y ayuda en la digestión, por lo que es ideal para una bebida de desintoxicación.

Esta bebida lleva a éste súper ingrediente al siguiente nivel, con pepino reductor de hinchazón, limón estimulante del metabolismo y la menta da alivio de dolor de cabeza.

No te asustes con el sabor del Vinagre de Manzana, te recomiendo que comiences despacio, añadiendo solo una cucharada de vinagre de sidra de manzana, subiendo luego de acostumbrarte al sabor.

Ingredientes

2 cucharadas de vinagre de sidra de manzana

1 lima

1 limón

5-6 hojas de menta

½ litro de agua filtrada

Instrucciones

Combina todos los ingredientes en una jarra.

Deje que los ingredientes se enfríen en el refrigerador durante 1-2 horas antes de servirlos. Beba durante todo el día y deseche después de 24 horas.

Agua Detox de Limón Y Pimienta De Cayena

Ingredientes

(Para 1 porción)

2 cucharadas de jugo orgánico de limón o lima

2 cucharadas de jarabe de maple orgánico

1/10 cucharadita de pimienta de cayena

10 onzas de agua purificada

Instrucciones

Combina todos los ingredientes en una jarra.

Deje que los ingredientes se enfríen en el refrigerador durante 1-2 horas antes de servirlos. Beba durante todo el día y deseche después de 24 horas.

Agua Detox de Limón, Arándanos y Té de Raíz de Diente de León

Ingredientes

2 cucharadas de jugo de limón

1 cucharada de jugo de arándano

1 bolsa de té de raíz de diente de león

½ litro de agua filtrada

Instrucciones

Combina todos los ingredientes en una jarra.

Deje que los ingredientes se enfríen en el refrigerador durante 1-2 horas antes de servirlos. Beba durante todo el día y deseche después de 24 horas.

Agua Detox De Aloe Con Lima

La mayoría de nosotros hemos usado el aloe vera para tratar alguna quemadura de sol, pero ¿alguna vez has hecho tu propia Agua de Aloe Vera?

Seguro que puedes comprar Aloe Water (Agua de Aloe Vera) en tu tienda local de alimentos saludables. El aloe no es solo para la piel, al consumirla llena tu cuerpo de nutrientes que naturalmente aumentan la energía y combaten la fatiga, al tiempo que ayudan a aumentar la circulación y la digestión.

Ingredientes

½ litro de agua filtrada

2 cucharadas de gel de aloe vera

1 lima

Instrucciones

Combina todos los ingredientes en una jarra.

Deje que los ingredientes se enfríen en el refrigerador durante 1-2 horas antes de servirlos. Beba durante todo el día y deseche después de 24 horas.

Agua Detox Cítrica con Menta Fresca

¿Intentando vencer el calor del verano? ¡Esta refrescante bebida de desintoxicación te refrescará y te ayudará a lucir bien con tu ropa de verano!.

Esta bebida limpia tu hígado y el tracto digestivo a través de los limones y naranjas llenos de vitamina C (¡la vitamina C también aumenta naturalmente el metabolismo!), Junto con la descomposición de la grasa corporal y las toxinas. La menta también ayuda en la digestión y descompone la grasa, todo mientras refresca su cuerpo.

Por último, el pepino ayuda a reducir la hinchazón y funciona junto con la menta para ayudar a refrescarte de forma natural ... así que la próxima vez que alguien le diga que se "relaje" siga sus consejos y prepárese un vaso de esta refrescante agua desintoxicante.

Ingredientes

2 naranjas grandes, en rodajas

1 limón, en rodajas

½ pepino grande, en rodajas

1 puñado de menta fresca

1 litro de agua filtrada

Instrucciones

Combina todos los ingredientes en una jarra.

Deje que los ingredientes se enfríen en el refrigerador durante 1-2 horas antes de servirlos. Beba durante todo el día y deseche después de 24 horas.

Agua Detox con Menta y Melocotón

Si está buscando una bebida que lo ayude a pasar un día caluroso, esta es la bebida para usted. El agua y la menta actúan como un aire acondicionado natural, te refrescan y te mantiene fresco durante horas.

El agua y la menta también reprimen tu apetito de forma natural, por lo que la próxima vez que sientas deseos de un dulce o un refrigerio no programado, prepárate un vaso de esta agua. Estará adelgazando en poco tiempo, todo mientras aumenta el metabolismo, hidrata y alivia la hinchazón.

Los melocotones están llenos de dulzura natural y se combinan perfectamente con la menta que alivia el hinchazón, si le gusta una bebida más dulce, simplemente agregue unas rodajas de melocotón congeladas a su vaso en lugar de hielo.

Ingredientes

1 ramita larga de menta o un puñado de hojas que puedes unir con un cordel de cocina
10 rebanadas de melocotón congeladas
½ litro de agua filtrada

Instrucciones

Combina todos los ingredientes en una jarra.

Deje que los ingredientes se enfríen en el refrigerador durante 1-2 horas antes de servirlos. Beba durante todo el día y deseche después de 24 horas.

Agua Detox con Jengibre y Limón

Esta es una de esas recetas de agua de desintoxicación que no solo sabe muy bien, sino que tiene algunas cualidades muy especiales que pueden ayudarlo a sentirse mejor y limpiar su cuerpo también.

El limón proporciona dulzura en esta receta, mientras que el jengibre proporciona un sabor único que hace que esta receta sea especial. Se sabe que el jengibre tiene una larga historia de alivio para las náuseas, el dolor, la inflamación, la pérdida de apetito y muchos más beneficios saludables.

Ingredientes

Jugo de 2 limones
2 pulgadas de raíz de jengibre
½ litro de agua filtrada

Instrucciones

Combina todos los ingredientes en una jarra.
Deje que los ingredientes se enfríen en el refrigerador durante 1-2 horas antes de servirlos. Beba durante todo el día y deseche después de 24 horas.

Agua Detox De Pepino y Piña

Si está buscando una bebida para ayudar a reducir la hinchazón de la barriga mientras aumenta el metabolismo, este deliciosa bebida tropical es justo lo que necesita.

Los pepinos no solo ayudan a reducir los ojos hinchados en el spa, sino que también ayudan a reducir la hinchazón del abdomen y la hinchazón. Están llenos de antioxidantes y potasio, por lo que es la bebida perfecta para beber después y durante un entrenamiento extenuante.

Las piñas naturalmente elevan su metabolismo y toda la vitamina C lo ayudará a evitar la enfermedad. Al igual que el pepino, las piñas están llenas de antioxidantes, aunque los amamos más por su sabor dulce y ácido.

Pruebe esto en lugar de bebidas deportivas para reducir de forma natural la inflamación y mantener su cuerpo quemando grasa mucho después de que termine su entrenamiento.

Ingredientes

1 taza de hojas de menta fresca
1 pepino mediano, pelado y en rodajas finas
½ litro de agua filtrada

Instrucciones

Combina todos los ingredientes en una jarra.

Deje que los ingredientes se enfríen en el refrigerador durante 1-2 horas antes de servirlos. Beba durante todo el día y deseche después de 24 horas.

Agua Detox con Té Verde

Esta refrescante bebida tiene el beneficio adicional de desintoxicar, toma solo 5 minutos para hacerla y se puede disfrutar en cualquier momento del día.

El té verde está repleto de antioxidantes que ayudan a eliminar los radicales libres del cuerpo, que se sabe que dañan las células sanas. El pepino ayuda a reducir la hinchazón, mientras que las fresas y los limones ayudan a aumentar el metabolismo con un impulso saludable de vitamina C.

Solo asegúrese de buscar té orgánico para obtener los máximos beneficios y un mínimo de pesticidas residuales.

Ingredientes

(Rinde 1 porción)

1 bolsa de té verde

1 rodaja de limón

1 cucharadita de miel o stevia

2 fresas en rodajas

2 rebanadas de pepino

½ litro de agua filtrada

Instrucciones

Combina todos los ingredientes en una jarra.

Deje que los ingredientes se enfríen en el refrigerador durante 1-2 horas antes de servirlos. Beba durante todo el día y deseche después de 24 horas.

¡GRACIAS!

¡Gracias nuevamente por adquirir mi libro!

Si lo has disfrutado, por favor deja tu opinión en Amazon. Estaré muy agradecida. Muchas gracias por el tiempo dedicado a este libro.

Estoy a tu disposición en:

Instagram: @alimentacionparasanar

Email: alimentacionparasanar@gmail.com

Contacto: http://bit.ly/ContactoAPS

Otros Libros De K.C. Soler

- **Quesos Saludables, Sin Gluten Sin Lactosa: Recetas Fáciles y deliciosas**
  http://bit.ly/Quesos-Saludables

- **Helados Veganos (Sin Gluten, Sin Azúcar, Sin Lactosa): Recetas fáciles y económicas**
  http://bit.ly/Helados-Veganos

- **Batidos Verdes Saludables: Batidos ideales para desintoxicar, perder peso y ganar salud**
  http://bit.ly/Batidos-Verdes

- **33 Mejores Recetas Vinagretas y Aderezos Saludables: Sin Gluten, Sin Lactosa, Sin Azúcar**
  http://bit.ly/Vinagreta-y-Aderezos